ここまで治せる整体術

知らないあなたは損をする

深井 文宣

東京図書出版

はじめに

日常生活で一番辛いのは「**痛み**」でしょう。

肩・膝・腰の痛みは西洋医学でもなかなか消せません。

最近は強力な痛み止めが開発されていますが、内臓への負担を考慮すると、ためらうこともあることでしょう。

一方、**整体術**は原因を探り当てると**痛みを消す**ことができます。

肩・膝・腰の異常を改善することができ、痛みを消せる確率も上がっています。

この本では、「**知らないと損をしますよ**」という立場で、**正しい姿勢に戻すことでいろいろな痛みを消す**ことができる例を紹介します。

整体術は「有効無害」と「職業選択の自由」の範囲で役に立つ施術なのです。

筆者の**整体術研究期間**は、２０１９年で40年になりました。

ここまで治せる整体術 ◇ 目次

はじめに …… 1
第1章 整体の解説 …… 9
1 整体施術について
2 平均台から落下してヒップダウン
3 鉄棒が上手な中学生が60歳近くで激しい腰痛に
4 歩行速度をアップできない
5 六十代の女性の猫背
6 右半身だけに違和感
7 骨盤底筋が緩み下半身の不調を感じる
第2章 あなたの不調の原因は何ですか? …… 19

1 からだが硬くなる原因が明らかになった
2 姿勢を良くするだけでは不満な方のために
3 首の回旋が難しいので左右を見ないで道路横断
4 原因不明の腰痛で眠れない
5 ゴルフで次第にプレーが不調になり肩も痛む
6 小学生のころから肛門が締まりすぎ
7 ポッコリお腹で見た目が気になる
8 交通事故等での肩こりが治らない
9 交通事故後の頭重
10 腰痛とヒップダウンが同時にある
11 スポーツの経験があり下半身に違和感
12 手首の捻挫後に肩が痛む
13 からだの左半分だけの不調でめまいがする

14 ふくらはぎを揉みすぎてヒップダウン
15 腰痛で腰に注射をされたが治らない
16 冷え症で冷房に弱く強烈な腰痛になる
17 パソコンを使って肩が痛む
18 シリモチ後の腰痛
19 足趾が痛くて歩けない
20 鈍い腰痛がなかなか治らない
21 O脚・X脚・膝関節変形症の悩み

第3章 科学的な整体術の始まり……46

1 姿形が良ければ健康な証拠
2 打撲症

3 福島県石川町【菊地整復院】菊地利氏
4 旧茨城県立高萩工業高等学校【教諭】
小松崎朋孝氏　藤咲憲一氏　深井文宣（著者）
5 旧姿勢保健均整専門学校【校長】小関勝美氏
6 茨城県笠間市　清水寺　君嶋聖威住職
7 吉川健一氏（仮名）
おわりに……56

第1章　整体の解説

1 整体施術について

筆者が依頼者に必ず使う施術が三つあります。

そのうち二つは筆者独自の施術で、もう一つが改良した施術です。

これら3施術は**安定した二本足歩行**を行うための施術です。

【注目】からだが硬いと、高齢になってから姿勢が乱れ、安定した歩行ができなくなります。この対策を考えておくのが上策といえます。この章では具体例を紹介します。

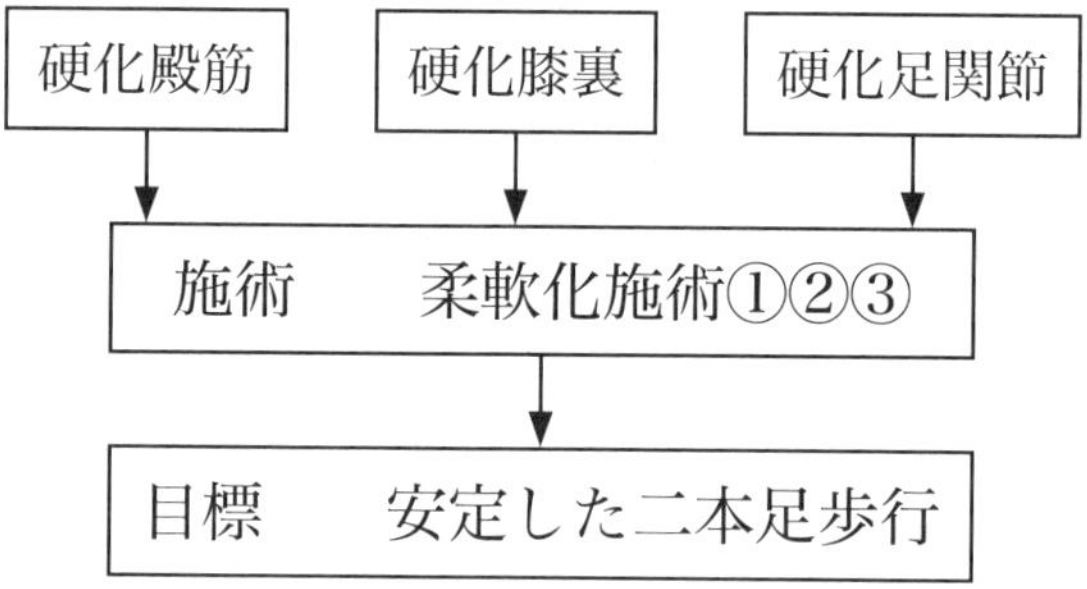
硬化殿筋
硬化膝裏
硬化足関節
施術　柔軟化施術①②③
目標　安定した二本足歩行

2 平均台から落下してヒップダウン

①殿筋柔軟化施術の例

20代の女性ですが、ヒップダウンが目立ちました。若すぎますから、年齢が原因でヒップダウンしたとは考えられません。

【症状】年齢に合わないヒップダウン

【記憶】小学生の頃、体操の選手をしていて平均台から何度も落下し、お尻を打撲

【症状】姿勢に自信がない（見た目が悪い）

【検査】目視でヒップダウンは明らか。殿筋深部が硬い

【施術】うつ伏せの状態で、整者（筆者）の膝頭で殿筋を側方から3秒圧迫しました。ヒップアップは完成しました。

【👀注目】この打撲例は稀ですが、人は**二本足歩行**をしますから、

当然尻もちをつきます。これ以降、ヒップアップ施術は

基本施術となり、必ず行うようにしました。

③ 鉄棒が上手な中学生が60歳近くで激しい腰痛に

②膝裏柔軟化施術の例

整体の施術を受けた経験のある60歳近くの男性の施術依頼でした。

しかし、なぜ激痛の腰痛になったのでしょう？

【症状】激しい腰痛

【記憶】中学生の頃は鉄棒が得意で自慢

【検査】両膝裏が極端に硬く、圧迫すると激痛

【施術】「**膝裏柔軟化施術**」

片足10分間、両足で20分間膝裏を指で圧迫しました。

これで激しい腰痛が解消しました。

この受者は過去に筆者の施術を受けており、不調な部位はもうないと考えていました。しかし、当時は「**膝裏が硬くなる原因**」に気づきませんでした。

【注目】硬い膝裏が原因となって膝頭が突出します。さらに、前後の平衡をとるために、大腿部前面が硬くなります。

4 歩行速度をアップできない

③足関節捻挫解消施術の例

高齢になるにつれて**歩行が不自由**になる方は多くなります。見た目でも歩行速度が落ちています。

【症状】歩行しにくい

【記憶】足関節捻挫を何回も経験し、施術も受けています。

【検査】足関節を軽く圧迫しても痛みます。

【施術】足関節の全周を軽く圧迫しました。

【効果】痛みが薄れ、足関節の動きがよくなりました。

【感想】高齢者でなくても、走り高跳びで足関節捻挫を多数回経験した方も同様な症状でした。

【👀注目】足関節捻挫の完治例を見たことがありません。１００％治っていなくても動けます。

【👀注目】殿筋・膝裏・足関節の**柔軟化施術**は基本の施術です。

【👀注目】足関節捻挫で痛みが続くことは少なく、重度の痛みを感じた時には治療法に気づけないほど高齢になっています。

5 六十代の女性の猫背

鏡に映る猫背姿を見て悲しくなったという女性の訴えは結構あります。殿筋・膝裏・足関節全部が原因の猫背もあります。女性の場合は靴が原因となることも多くあります。

【症状】猫背

【記憶】猫背の原因は加齢と思っていた

【検査】足関節が全方向に動かない（運動制限があります）
膝関節のズレがあります（**膝眼**は非水平）
殿筋が硬い（圧迫すると痛みます）

【施術】硬い殿筋を「**とんがりくん**（表紙写真）」で解きます。
足関節の捻挫を完全に治します。「冷え症解消施術」
膝関節の前後の動きを改善します。

【効果】通常、1回の施術で猫背は解消します。
【👀注目】六十代以降でも猫背に対応できることが分かりました。
【付記】**膝眼**は膝関節下部の二つの凹部のことです。

6 右半身だけに違和感

からだの右半分だけが不調なので、**気味が悪い**とのこと。

【記憶】なし
【検査】左足関節を圧迫すると強い痛みがあります。
右膝関節が変位しています。（**膝眼**が非水平）
【施術】左足関節捻挫の矯正施術
右膝関節部を曲げ、爪先を内側に曲げながら、一気に足を伸ばす運動を3回行いました。

右膝関節部で「コキッ」と小さな音がしました。

【効果】からだの半分が不調という違和感は消えました。

【解説】最も重要な治療技術は「足関節捻挫の施術」です。

【👀注目】何らかの原因でからだのバランスが乱れると、結果として、**無意識**にからだを変形させバランスを保とうとするため、その原因をつきとめることは整体術の原点です。

7 骨盤底筋が緩み下半身の不調を感じる

骨盤底筋はシリモチでも出産でも筋力低下が起きます。

「楽な出産」と「苦しい出産」がありますが、出産に関係なく、骨盤底筋の緩みは個人の不調としても困りごとです。

【👀注目】骨盤底筋とは肛門挙筋、肛門括約筋、尿道括約筋などの筋群の総称です。骨盤底筋の筋力低下は子宮脱や膀胱脱の原因となります。

また、出産後の膣筋の緩みで悩む方もいますが、膣筋は骨盤底筋の一部ですから、骨盤底筋の筋力回復で事足ります。

【施術】「とんがりくん」で硬い臀筋の部位を圧迫します。

【結果】施術後、臀筋に力を込めることが確認できますから、骨盤底筋の体操が可能になったと実感できます。

【👀注目】整体術で**骨盤底筋の筋力アップ**が可能になりました。整体術の効果をご自分で実感してください。

【👀注目】尿モレが止まります。

第2章　あなたの不調の原因は何ですか？

1 からだが硬くなる原因が明らかになった

からだが硬くなると、原因は加齢のためと考えます。しかし、整体施術でからだの筋肉は柔らかくなり、歩行動作が安定しますから、整体術で**若返った**ことになります。

整体術の研究当初、**からだが動きにくくなる原因**を特定できませんでした。しかし、施術経験を積んで、からだの動きを改善できるようになり、原因が明確になりました。

まだ知れ渡ってはいませんが、重大な原因は三つあります。

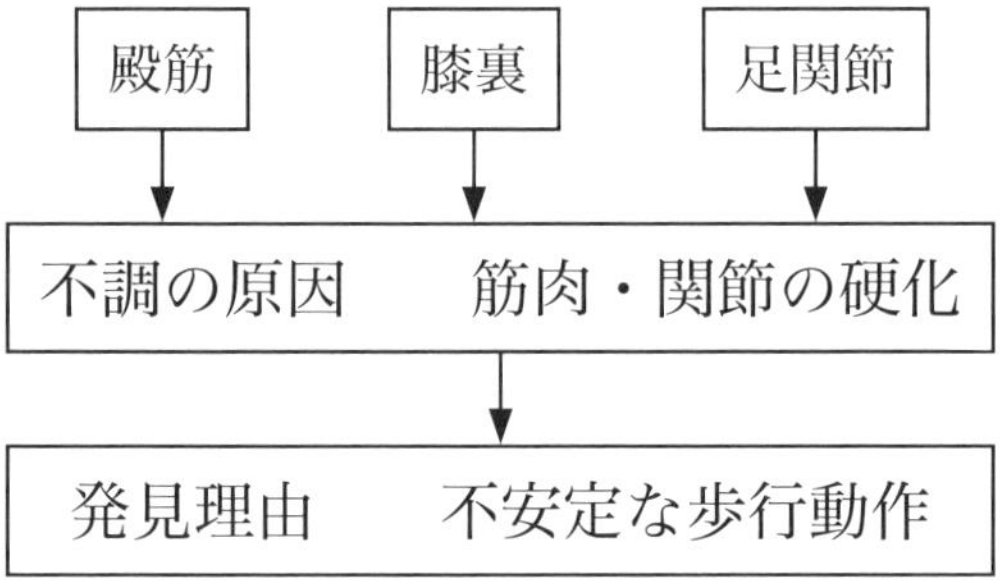
殿筋
膝裏
足関節
不調の原因　筋肉・関節の硬化
発見理由　不安定な歩行動作

２ 姿勢を良くするだけでは不満な方のために

筆者の目標は「**側弯症**」を治す整体師になることでした。

側弯症や猫背は**人間の能力を低下**させ、社会的な損失まで考慮すると**膨大な損失**（軽く１千億円／年以上）になります。

整体技術を公開し、効果を納得してもらわなければ、社会的貢献を果たせません。ここで、身近な例を示します。

【冷え症】冷え症の原因は足関節の捻挫

【ザワザワする気分】尾骶骨を強打すると頭脳に影響

【肛門が締まりすぎる】右頸椎下部を傷めると強い便秘

【食べたいを誘発する体型】右わき腹を伸ばすと異常食欲

これらを気に留めながら**【施術】**を経験して気づいたことは……。

【打撲で能力が低下】打撲症で能力が低下する

【同じ姿勢でからだが硬化】長時間同じ姿勢でいると、筋肉が硬くなり血流が悪くなり、塞栓ができやすい

3 首の回旋が難しいので左右を見ないで道路横断

運転をしていると、左右の確認をしないで道路を横断する高齢者に出くわすことがあります。**高齢者の特徴**と納得してきましたが、同時に原因を探し続けました。

【記憶】顔は下向きで、左右の車を見ていない
【検査】高齢者の共通点
　高齢者は首が硬くて、回旋は不得手
　背中が湾曲し、視野が狭い
【施術】第1章「5 六十代の女性の猫背」と同じ施術

【注目】猫背気味の高齢者が横断しようとしているときは、「首を十分に回旋できずに進行してくる自動車を確認できていない」と思って運転するのが安全です。「こちらを少し見たので横断はしないと思った」は危ない判断です。

４ 原因不明の腰痛で眠れない

50歳の技術職の男性。１週間連続して睡眠できない。

【記憶】なし

【検査】背中がやや湾曲しています。
仰向けになって、背中を圧迫すると痛みます。

【施術】施術台と背中の間に「**硬式練習用テニスボール**」を入れて、
背中を圧迫します。

【効果】2分も経たないうちに背中が伸びて腰が楽になったということで、この状態を20分間継続しました。

さらに、大腿筋の前面を1分間圧迫しました。

【解説】**背中を丸くして仕事**をしますが、これを長期間続けると、背中の筋肉が硬くなります。痛みは感じませんがあるとき腰痛になります。これは、腰が背中をカバーし、腰の筋肉を使いすぎて腰痛になったと考えられます。介護士・看護師に多い腰痛です。

5 ゴルフで次第にプレーが不調になり肩も痛む

ゴルフでプレーが不調で困っている方は性別、年齢によらず多いのです。

【記憶】次第にスコアが悪くなりました。

【検査】腰部が硬く、指で突くと**笑い出し**ます。

【施術】**足関節・膝関節・股関節**の動きを良くする施術。これによって硬い筋肉が解けて、腰の回転が改善されました。

猫背なら猫背も治します。

【効果】あらためてゴルフをすれば確認できます。

【解説】腰の回転が悪くなると、肩を回転させてしまいます。このため、肩の周囲に無理な力が加わり、肩の周囲が痛みだします。このように、原因を明確にして施術を行わないと、**完全な施術**はできません。

【👀注目】野球でも腰の回転が悪くなると無意識に上半身を使います。硬い筋肉が柔らかくなると能力はアップします。

6 小学生のころから肛門が締まりすぎ

70歳近くの男性が、肛門が締まりすぎ出血したので、何回も大腸の検査を受けました。しかし、異常は見つかりませんでした。何だろう？　という相談でした。

【記憶】小学生の頃に背中を強打

【検査】首の付け根（第7頸椎）付近に強いコリ

【施術】背中の筋肉の緊張を解いてから、首の付け根付近に瞬間的に圧力を加えました。

【効果】「ゴキッ」と音がしたあとで**肛門の過緊張**が消えました。小学生のころから63年間肛門が締まり続けていたとのことでした。この施術時間は20分間ほどです。

【👀注目】首の付け根が硬く肛門が締まっていた方で、肛門の手術を受けた方もいます。この締まりすぎる肛門に悩む方は多く、「**知らないと損をする**」例の一つです。

7 ポッコリお腹で見た目が気になる

下腹が突出している方は多く、テレビコマーシャルでは「便秘かも？」と、便秘薬の宣伝をしています。突出するほどの強烈な便秘なら、**内科的な症状**があるはずです。

【記憶】特になし
【検査】膝頭の突出
大腿部前面を圧迫すると圧迫痛
【施術】足関節捻挫を治す施術
膝裏のコリと大腿前面の筋肉を圧迫

【効果】腹筋は柔らかくなり、下腹突出は消えます。

【解説】足関節が捻挫などで硬くなると、からだの前後の平衡を保つために、**無意識**に膝頭を前に出す姿勢になります。この姿勢を長年続けると、大腿筋の前面と膝裏が硬くなります。同時に腹筋は硬くなって突出します。

【付記】施術はほとんど1回で完了します。便秘まで進む例も多いのです。

8 交通事故等での肩こりが治らない

首と胸を結ぶ筋肉（斜角筋）が原因の**肩こり**があります。

【記憶】後方車両による追突事故の**ムチウチ症**です。

【検査】首から下のからだは前方に進み頭部は置いていかれるよう

な場合です。この時、**斜角筋は**強く引き伸ばされて硬くなります。圧迫すると痛みます。

【施術】圧迫痛とともに**肩こり**もおこります。首の深部が硬くなりますので、単純な施術では片付かなくなります。

学校での事故で転倒してもムチウチ症になります。同時に胸椎と頸椎の変位が起こっていますが、ほとんど知られていません。学力低下の原因と考えています。

【注目】交通事故でのムチウチ症が強調されすぎました。ムチウチの症状が急に現れないことがあります。この後遺症は**悪化する一方**で、自然治癒はありません。

交通事故の１年後に強烈な不調になることも多いのです。

【注目】肩こりへの対応で、学力低下と医療の財政悪化を防ぐと考えます。

9 交通事故後の頭重

【注目】筋肉硬化だけでなく、頸椎と胸椎が変位します。

自動車事故で**強く打撲**し、椎骨が変位し、**頭重**に進みます。**整体術以外に対応できる施術がありません。**

【記憶】過去に大きな交通事故を経験している？

【検査】首を動かすと**めまい**がする？

【施術】**斜角筋**の前胸部側を圧迫し筋肉を柔らかくします。前・中・後の三つの斜角筋があります。施術は1カ所2秒未満で、合計でも1分以内です。

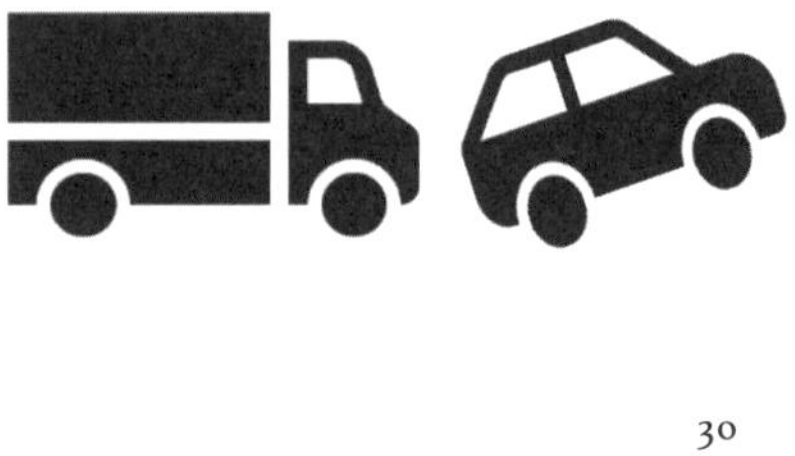

次に、**頸椎と胸椎の変位を矯正**します。

【注意】頸椎変位の矯正で失敗することがあり、厚生労働省は注意を喚起しました。

⑩ 腰痛とヒップダウンが同時にある

多くの原因で腰痛が起こります。幼児の頃のシリモチでも、次第に背筋と殿筋が硬くなります。

【記憶】過去（何十年も前でも）にシリモチをついた

【検査】殿筋を圧迫すると痛む部位があります
目視でヒップダウンがわかります

【施術】「**とんがりくん**」で臀部の硬い部位を圧迫します。
手技にこだわり、施術者が指で圧迫すると、指を損傷します。

【👀注目】人類発祥は10万年前といいます。諸説あります。シリモチなどの打撲があっても、**コリを解く道具**を10万年間も発明できなかったことになります。

「**直立二本足歩行**」は進化であるとともに、**腰痛の原因**になったのです。

11 スポーツの経験があり下半身に違和感

スポーツマンは、筋肉を限度以上に使い込むことが多くアフターケアは難しいのです。

【記憶】現在も含めてシリモチの経験がある

尿モレに悩んでいる（40代以上に多い）

【検査】見た目でヒップダウンが明らか
スケート・スキー・スノーボード・バレーボールの経験がある

【施術】「とんがりくん」で臀部の硬い部位を圧迫する。
多数回のシリモチを経験していると、なかなか消えません。
圧迫回数を多くする。
施術者の膝頭で臀部を全体的に圧迫する。

【注目】スポーツマンの筋肉は回復力があり、適切な部位の圧迫で急速に回復します。

⑫ 手首の捻挫後に肩が痛む

50代の女性です。肩が痛み、手を上にあげられないという症状です。

【記憶】1年ほど前に転倒して右手首を痛めたことがありますが、その後**痛みが消え**ました。しかしその後、右手が上がらなくなりました。

【検査】右手の指が硬い。手のひらを圧迫すると痛い。右肘周囲の筋肉を圧迫すると痛い。

【施術】右手の指の硬い筋肉を解きます。右手の指を引っぱり、指関節捻挫を解消します。右腕で圧迫すると痛む部位を15秒間ほど圧迫。以上で、右肩は上がりやすくなりました。施術時間は10分間ほどです。

【注目】原因が手首で、結果が肩の例です。五十肩もすぐ治ります。

13 からだの左半分だけの不調でめまいがする

60代の女性で、**左半身だけに**肩こりがあり、めまいがします。

【記憶】足の小指（**第五足趾**）を何回も打撲しただけで他にはありません。

【検査】左足の小指を圧迫すると強い痛みがあります

【施術】左足の小指を痛みが消えるまで強く圧迫します。

【解説】施術を３回して完治したと考えていました。ところが、４回目の依頼があり、記憶をたどってもらいました。足趾の矯正後の依頼はありません。

【👀注目】最初の施術の時に、打撲箇所を特定できていれば施術は１回で完了したと考えます。

足の親指（第一足趾）を強烈に打撲した小学生では、踵・アキレス腱・膝裏と強烈に痛みが広がった例があります。医師の治療を受けて治癒したといわれましたが、足の痛みがひどく、体育で動けなくなったのだそうです。

14 ふくらはぎを揉みすぎてヒップダウン

ふくらはぎを揉むとよいと考え実行した結果、足の筋肉が硬くなり、腰痛やヒップダウンを起こした例があります。

お風呂の中で丹念に揉んだのです。その結果、足関節は硬くなり、ヒップダウンし腰痛に進行しました。

揉むことが**逆療法**となりました。

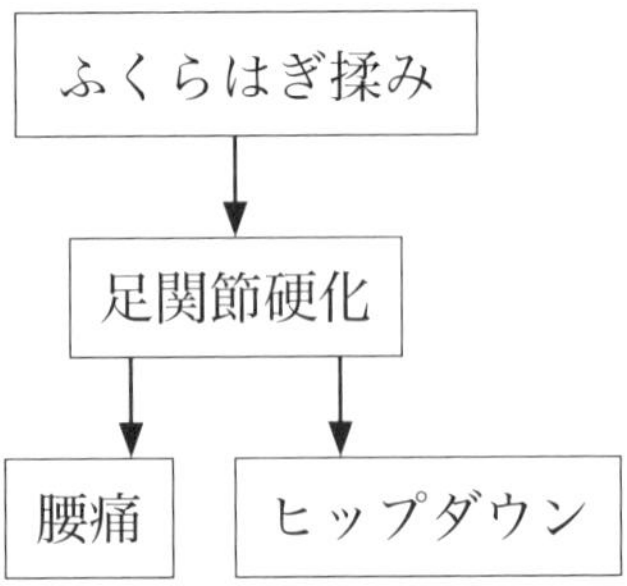

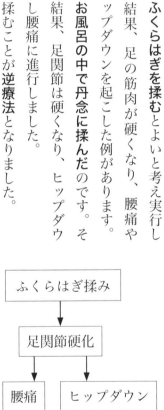

【👀注目】足関節の捻挫は多くの方が経験しています。
しかし、完全な施術の必要性は全く理解されていません。

【👀注目】整体術で足関節捻挫施術は完成しています。

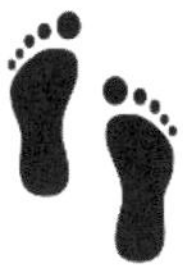

15 腰痛で腰に注射をされたが治らない

腰痛の整体施術後にも左側の腰部に痛みが残っている例があります。

【記憶】腰痛の注射を左腰にした

【検査】左腰の部位を圧迫すると、小範囲で痛みがある

【施術】腰痛部位を数十秒間圧迫。撫でても効果あり。

医師は患者の左側から注射をし、左側の腰痛となります。

【👀注目】**殿筋注射**でも硬くなります。注射した部位には痛みが残っているのです。ほとんどが押したり撫でたりすることで解消します。

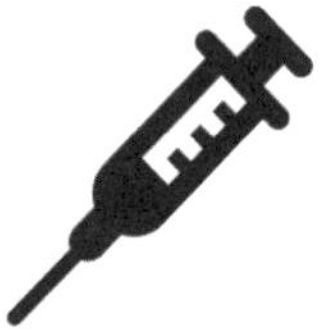

【👀注目】献血部位の血管を圧迫すると痛みます。3分間ほど撫でると痛まなくなります。

⑯ 冷え症で冷房に弱く強烈な腰痛になる

昼夜の激しい温度差がある場合に、強烈な腰痛が起きることがあります。冷え症の方は重い症状になります。

【記憶】暑い日に室内の冷房で腰痛を起こします。

【検査】全身のいろいろな部位を圧迫してみると、どの部位でも痛むのが特徴です。

【施術】お勧めは風呂です。40℃15分間ほどでからだが温まります。さらに、脚部に水をかけることで汗腺が閉じ、体熱の流出を防ぎます。

冷え症用の施術をおこないます。

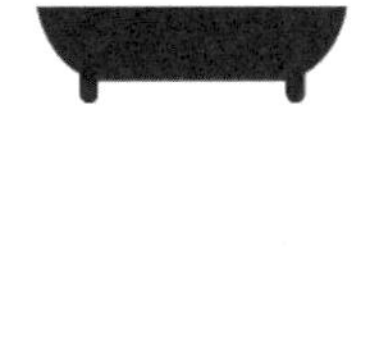

17 パソコンを使って肩が痛む

職業人でパソコンを使わない方はいないでしょう。

【記憶】パソコンを頻繁に使う前は、肩は痛くなかった

【検査】指先から肩までの部位を圧迫して、痛む部位を探し出します。

【施術】圧迫して痛む部位を15秒間ほど圧迫します。

特に、小指と薬指の付け根を圧迫すると強烈に痛みます。

肘関節周囲の硬い筋肉を圧迫します。

【効果】肩の痛みは改善します。

【付記】重症の肩こりは「とんがりくん」で手のひらや指を圧迫します。

テレビ・ゲームの小学生にも肩こりがありました。

コンピューター・ゲーマーは持病となる危険があると思います。

⑱ シリモチ後の腰痛

【記憶】たとえ何十年前でも転倒した経験

【検査】殿筋を圧迫すると痛みます
脇腹を圧迫するとくすぐったい

【施術】殿筋の硬い部位を「とんがりくん」で圧迫します。

【参考】小学生の頃「椅子引き遊び」で転倒してもなります。
転倒の記憶がなくても、殿筋を圧迫して痛み、腰痛ならばこの施術です。

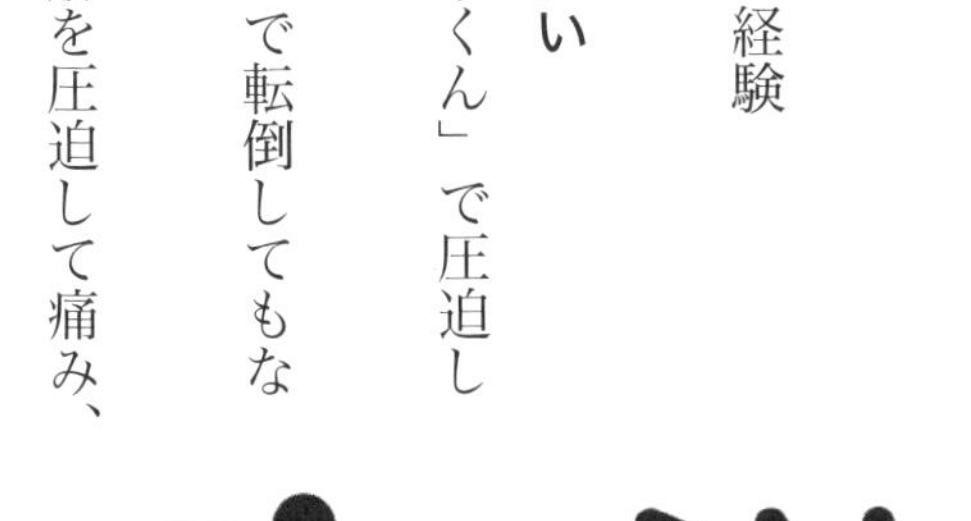

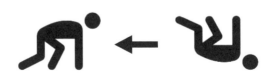

19 足趾が痛くて歩けない

外反母趾・魚の目など足の不調は結構あります。

【記憶】ハイヒールを履いた経験があります。
外反母趾で、足の指が痛みます。
硬い地面を、薄底の靴で走りました。

【検査】目視で確認できます。足底を圧迫すると、強烈に痛む部位が何カ所かあります。

【施術】痛む部位を痛みが消えるまで圧迫します。施術は長期間になりますので、依頼者自身で治します。
「とんがりくん」の使用をお勧めします。

【解説】「外反母趾」の施術は強烈に痛みます。施術を受けるより自分で圧迫する方が楽です。

【👀注目】短時間の施術中に驚くほど改善します。自分で施術することに前向きになれます。

「インソール」は必要ないと思うことでしょう。

20 鈍い腰痛がなかなか治らない

これは多くの方が悩まれている腰の痛み方かと思います。

【記憶】スポーツでは転倒事故も多くあります。背中や腰やお尻の打撲が起こり、筋肉が硬くなります。

【検査】腰痛だけでなく、**多くの部位**に痛みが起こります。

特に、アイススケートはお尻を強打しますから、これをカバーして腰筋を使い過ぎ強度の

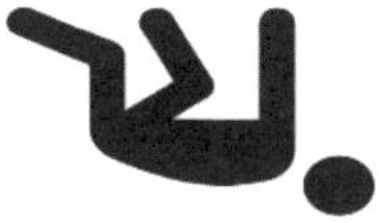

腰痛になります。

【施術】「とんがりくん」での圧迫で、大半の腰痛は消えます。

治らないときは「膝裏」と「足関節」を調べます。

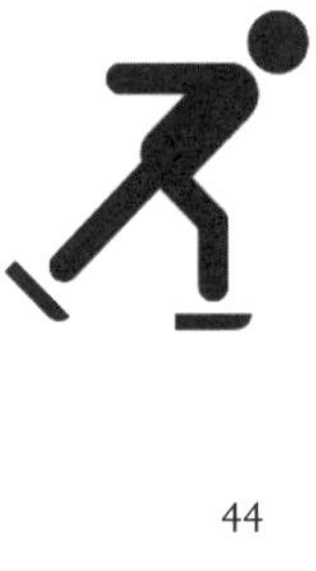

【解説】階段が昇りにくいといったアイス・スケーターがいます。

お尻の筋肉が収縮するとアキレス腱が縮まり、足関節の動きを止められます。

21 O脚・X脚・膝関節変形症の悩み

歩く健康法が重視され、歩行が盛んになったためか、膝の痛みを訴える方が**増加する傾向**を感じています。

【記憶】なし……「足関節捻挫を忘れていませんか？」

【検査】膝関節の変位が目視で確認できるほどに変形
【施術】殿筋・膝裏のコリを解き、足関節捻挫を矯正すると膝関節変位が即座に目立たなくなります。施術は1回でも効果を確認できますから、簡単な施術です。

【効果】脚の内側の筋肉のコリを解けばO脚はある程度まで消えます。しかし、湾曲した骨は急に戻るわけではありませんから、完全に回復するには数カ月間待つ必要があります。

【👀注目】ほとんどの方は施術1回で**膝関節痛**が消えますから、「膝関節の状態がよくなると痛みは消える」と考えています。「**早期発見・早期治療で膝安心**」ということでしょう。

【👀注目】「膝痛なら早めの整体術！」

第3章　科学的な整体術の始まり

1 姿形が良ければ健康な証拠

「見てくれがいいだけじゃないか」という嫌味な言い方がありますが、「見た目が良ければ健康です」と言い返せるのは筆者が整体師だからです。クライアントの筋肉の状態の良し悪しで施術時間に差ができますが、体形は施術後に見違えます。「**整体の完成は惚れ惚れする体形**」で確認できます。

次に「見た目が悪い」例をあげます。実例も多く気づくはずです。不調は単なる印象ではなく、目で見えます。

★口が曲がっている　↓　腰が弱点（腰痛の可能性）

★右目が細い　↓　右足側にからだの重心

★鼻が湾曲　↓　胸椎が曲がっている

★膝頭が飛び出す　↓　膝裏が硬い

【注目】効果のある施術を取り上げて、科学的な立場で解説しようと考えました。

② 打撲症

「とんがりくん」は筆者の発明品です。打撲の発見と施術で大活躍です。

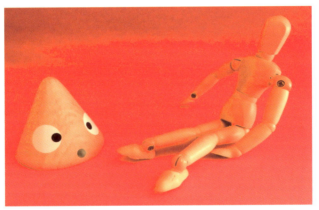

だれでもシリモチをつきます。50年後の腰痛の原因ともなります。そして加齢のせいにされます。

★打撲傷は知られていますが「**打撲症**」は知られていません。筆者は打撲症も不調や病気に入れて欲しいと考えます。

ムチウチ症のように打撲による姿勢変形があっても病気とされないからです。しかし、運動能力は低下します。

【注目】筆者の整体術の研究が急速に進展した秘密は、**志の高い方**との出会いがあったからです。

３ 福島県石川町【菊地整復院】菊地利氏

筆者が過去に背中を打撲したことが、診察室で**顔と姿勢**を見るだけで分かったそうです。６週間の合宿入院生活をしている間に、いろいろな話をされました。初代の貴ノ花と若三杉の退院後に入院しましたので、相撲の話題も豊富でした。菊地氏は場所中のある日、夜の東北道を東京まで爆走（?）して治療に向かったこともあったそうです。特に、「顔面を見てからだのどこが傷んでいるかわかる」とのことで驚きましたが、練習を積むと理解できるようになりました。退院後数年で菊地氏は亡くなりお話を聞く機会を失いました。その後「顔学会」に入会して誰か同じことができる人はいないか？と思いましたが、いませんでした。残念なことです。(>_<)先生は柔道整復師で研究熱心でした。新たな治療法を見つけ出す努力をされていました。いい出会いでした。

4 旧茨城県立高萩工業高等学校【教諭】

小松崎朋孝氏　藤咲憲一氏　深井文宣（著者）

１９８５年頃に、学校では高校生の側弯症とかペットボトル症候群とかが話題になっていました。しかし、**側弯症**は施術でしか治せないと考え、３人で専門学校を探しました。

旧「**姿勢保健均整専門学校**スクーリング科」で整体術を学びました。ほかに、３人には独自の研究もありました。

小松崎朋孝氏……………「首が硬いと耳たぶが硬い。耳たぶを揉むと首の硬さが取れる」等の発見

藤咲憲一氏……………操体法の研究

深井文宣（著者）………人相で不調部位を判断する研究

【👀注目】旧「姿勢保健均整専門学校」は整体術の中のなかの「**均整術**」を教える学校でした。整体術の専門学校は２０１９年現在存在するのでしょうか？

5 旧姿勢保健均整専門学校【校長】小関勝美氏

小関氏は歯科医で、整体術の中の「均整術」に興味を持たれ自費で専門学校を設立されました。旧「姿勢保健均整専門学校」です。小関氏が国のデータとして紹介した話題がありました。

> 過去に病院での治療を希望した方の75％が病院では治せない不調だ。

治せない不調は「均整術」で治そうと主張されていました。

【注目】平成25年、国民生活基礎調査の概況から、腰痛や肩こりが有訴数の1位と2位という結果が示されました。しかもこの二つは病気ではないので、健康保険は適用されません。

【注目】有訴数……自覚症状のある者で、人口1000人当たりで示されます。

平成25年男性　腰痛92・2人（1000人当たり）
　　　　女性　肩こり125・0人（1000人当たり）

6 茨城県笠間市　清水寺《せいすいじ》　君嶋聖威住職

昔のお寺の本山が現在の大学で、僧侶は大学の教官に相当します。住職に悩み事の相談をする檀家さんが多く訪れていました。医師では不調の原因を発見できず、僧侶の領域でもない不調の方を君嶋師に紹介されました。普通の整体の依頼ではないのです。紹介された方は体調不良からこころの不調となる例も多く、一般の整体師にできない難しい経験を積むことができました。その結果、「原因↓結果」を特定できる科学的な施術ができるようになりました。つまり、**安全で安価で完全で短時間の施術**が可能になりました。君嶋師に大勢の方が感謝することになると思います。

【👀注目】君嶋師は氏名と生年月日で安否を判断するという**特殊な能力**をお持ちでした。頭の中で吊るした巻物が下に伸びて広がり知りたいことが読めるそうです。この技術は中国にもありテレビで紹介されました。研究課題になると考えます。

7 吉川健一氏（仮名）

中学生の頃に長期間**暴力**を受けた経験があります。

1　中学2年生の半ばから卒業までの**1年半**の長期間です。
2　外見は典型的なやせ型で、**食欲不振**です。
3　体育の授業で頸椎を傷めていました。
4　吐き気、めまい、頭痛が日常的にありました。
5　運動神経はよかったのですが、背後から股間を蹴られてから、急激に動きが悪くなりました。
6　最初はふざけあいでしたが、動きが悪い体になってから首から足まで全身に**打撃を受ける**ようになりました。
7　集中力や判断力が低下し、どのようにしたら暴行を避けることができるか思い浮かびませんでした。
8　腹筋が打撃でかたまり、**前傾姿勢が20年以上**続きました。

【👀注目】打撲部位の多くは施術を始めると**十数秒間痙攣**してから柔らかくなるという特徴があります。

おわりに

整体施術後に「気分がよくなった」という感想を聞くことができます。生活の質が上がるということです。

①血流量の増加

右足関節捻挫の施術完了↓ふくらはぎが柔らかくなる↓瞬時に血流量が増加↓腹部に温感

こうして、**冷え症が完治**します。

②血流量・酸素量の増加

強い打撲で第一頸椎と第二頸椎が**癒着**し、首が回旋しにくくなることがあります。この癒着を解きます。

また、硬化している斜角筋を柔らかくします。これで頭脳に十分な栄養と酸素が入ります。気分はよくなります。

【👀注目】めまいが完治した例も多数あります。

整体術の研究が進めば、今まで重きを置かれてこなかった「**気分よく生きていける**」が現実になると信じます。

深井　文宣（ふかい　ふみのぶ）

1948年３月　茨城県日立市生まれ
1963年３月　茨城県日立市立駒王中学校卒業
1966年３月　茨城県立水戸第一高等学校卒業
1971年３月　茨城大学理学部物理学科卒業
同　年４月　茨城県立高等学校教諭
1998年３月　同　退職
同　年６月　有限会社均整クリニックを設立し取締役となる
2019年10月　現在に至る

【主な著書】
2000年『微積分学の大革命』
2009年『能力低下は打撲でおこる』
2011年『理系教科書補助教材』
2013年『抽象化物理学の勧め』
2015年『オイラーの公式は一行で証明できる』
2019年『丸で歯が立たない円の秘密』

このほかに電子本Amazon Kindleとして
『キルヒホッフの法則と実験』
『三角関数』
『もう困らない中学高校の連立一次方程式の解法』

ここまで治せる整体術
知らないあなたは損をする

2019年10月25日　初版第1刷発行

著　者　深 井 文 宣
発行者　中 田 典 昭
発行所　東京図書出版
発売元　株式会社 リフレ出版
〒113-0021　東京都文京区本駒込 3-10-4
電話 (03)3823-9171　FAX 0120-41-8080
印　刷　株式会社 ブレイン

ISBN978-4-86641-275-7 C0047
Printed in Japan 2019

ご意見、ご感想をお寄せ下さい。

［宛先］〒113-0021　東京都文京区本駒込 3-10-4
東京図書出版